SUR UNE NOUVELLE

APPLICATION DE L'ÉLECTRICITÉ

APRÈS LES ACCOUCHEMENTS

PAR

Le Dr Georges APOSTOLI

Professeur libre *d'électricité médicale* à l'École pratique
de la Faculté de médecine de Paris.

Communication faite à l'Académie de médecine de Paris

dans la séance du 19 avril 1881.

———

Extrait des Annales de Gynécologie.

Mai 1881

———

PARIS

H. LAUWEREYNS, LIBRAIRE-ÉDITEUR

2, rue Casimir-Delavigne, 2

—

1881

SUR UNE NOUVELLE

APPLICATION DE L'ÉLECTRICITÉ

APRÈS LES ACCOUCHEMENTS

SUR UNE NOUVELLE

APPLICATION DE L'ÉLECTRICITÉ

APRÈS LES ACCOUCHEMENTS

PAR

Le Dr Georges APOSTOLI

Professeur libre d'*électricité médicale* à l'École pratique
de la Faculté de médecine de Paris.

*Communication faite à l'Académie de médecine de Paris
dans la séance du 19 avril 1881.*

Extrait des Annales de Gynécologie.
Mai 1881.

PARIS
H. LAUWEREYNS, LIBRAIRE-ÉDITEUR
2, rue Casimir-Delavigne, 2

—

1881

NOUVELLE APPLICATION DE L'ÉLECTRICITÉ

APRÈS LES ACCOUCHEMENTS

Messieurs,

Je viens vous faire part du résultat d'une nouvelle application de l'électricité aux accouchements ; depuis deux ans je l'ai expérimentée dans ma clientèle personnelle, je l'ai appliquée à tous les cas, à toutes les femmes presque sans exception, qui pendant deux ans ont réclamé mon assistance dans une couche ou fausse couche.

Je la formule ainsi :

Étant donnée une femme qui vient d'être délivrée d'un enfant à terme ou non, j'applique immédiatement et séance tenante à son utérus un courant faradique ou induit, engendré par une bobine à fil gros et court, et à intensité progressivement croissante ; je renouvelle cette opération de huit à dix fois, pendant six jours en moyenne, après un accouchement à terme et normal; quinze à vingt fois en moyenne pendant dix à quinze jours après une fausse couche, ou un accouchement laborieux. J'ai pour but d'aider, de hâter et de compléter l'involution utérine, pour abréger la convalescence et prévenir toutes les complications qui résultent de son arrêt ou de sa lenteur.

Qu'a-t-on fait jusqu'à présent dans la pratique courante pour une femme qui vient d'accoucher, dans l'intention d'accélérer et de compléter le retour à l'état normal d'une fonction physiologique éphémère qui vient de se terminer ?

La réponse est d'un mot : Rien. Or, l'opinion unanime des accoucheurs et des gynécologues se trouve parfaitement résumée dans ces mots de M. Alphonse Guérin (1) : « Deux états physiologiques de l'utérus donnent la clé de presque toute la pathogénie des maladies inflammatoires de cet organe. C'est la *menstruation* et la *parturition*. » C'est de la *parturition* seule que je m'occupe ici. Que nous montrent en effet *la clinique* et *l'histologie?* La *clinique* se trouve tous les jours aux prises, et vous savez tous avec quelle abondance, avec cette suite infinie de troubles utérins qui, petits ou grands, constituent la maladie chronique dominante de cette époque ; le premier anneau de cette chaîne indéfinie est presque toujours la parturition.

L'*histologie* nous en donne le pourquoi : le travail d'involution, de régression utérine ne s'est pas effectué complètement ; la dégénérescence graisseuse de la fibre musculaire, la résorption opérée par la circulation de retour n'ont pas subi leur complète évolution ; il reste une surcharge vasculaire ; l'utérus demeure gros, gorgé de sang ; c'est le stade du début de la maladie caractérisée par un *trouble circulatoire*.

Plus tard ce sont les *lésions trophiques* qui apparaîtront, caractérisées par une hyperplasie conjonctive pour les uns, musculaire pour les autres, anémiant et tuant par place la circulation utérine.

Ainsi, Messieurs, nos femmes de Paris, et surtout nos femmes chétives, fatiguées, soit par des diathèses, soit par des maladies antérieures, par un accouchement laborieux ou un accouchement précédent, sont journellement menacées d'être malades du fait d'une couche ou d'une fausse couche.

La civilisation et la maladie se donnent la main pour créer une prédisposition à un trouble de tous les jours, rebelle, souvent inguérissable, dit-on, et qui doit conduire bien des fois à la stérilité.

Un intérêt social, j'oserai dire humanitaire, se trouve donc en jeu et compromis. Je viens vous apporter un moyen pratique de prévenir le mal, et vous dire en réponse à la question

____

(1) Leçons cliniques sur les maladies des organes génitaux internes de la femme. Paris, 1878, p. 4.

que j'avais posée tout à l'heure. Si l'on n'a rien fait jusqu'à présent pour la femme qui vient d'accoucher, il reste beaucoup à faire pour elle, et voici le moyen.

PROCÉDÉ OPÉRATOIRE. — Je me sers d'un appareil volta-faradique construit par Gaiffe(1) sur les indications du D' A. Tripier dont on pourrait d'ailleurs faire varier sans grands inconvénients le volume ou la forme ; ce qui importe le plus, c'est d'avoir une bobine mobile, qui permette ainsi une graduation facultative et progressive du courant, de zéro au point maximum. L'utérus, en effet, supporte mal les surprises, et ne saurait tolérer d'emblée un courant induit d'une certaine intensité ; il faut l'y préparer par une progression croissante, débutant au point minimum.

Une pile quelconque peut faire fonctionner cet appareil ; mais il est préférable, pour les besoins de la pratique, de lui adjoindre une pile sèche, portative, de petit volume, telle que la pile au chlorure d'argent de Gaiffe, qui s'adapte très bien dans un petit casier de l'instrument ; deux de ces piles suffisent en général pour l'actionner.

L'appareil étant mis à proximité de l'opérateur, on introduit dans l'utérus lui-même, à une profondeur de 2 à 3 centimètres environ, une sonde métallique nue à son extrémité, et recouverte dans toute sa longueur d'une couche de tissu isolant ; on y adapte le rhéophore négatif ; cela fait, la femme étant couchée sur le dos, dans une position normale, les jambes modérément écartées, la main droite ou gauche de l'opérateur, suivant sa situation, tient la sonde immobilisée dans une position horizontale, en prenant au besoin un point d'appui sur le plan du lit.

La main restée libre applique au-dessus du pubis, en regard de chaque fosse iliaque, près de la ligne blanche, le rhéophore positif, qui est représenté par deux larges tampons de charbon de cornue à gaz, recouverts de peau de chamois largement imbibée

---

(1) Notice sur les appareils électro-médicaux, par A. Gaiffe, 40, rue Saint-André-des-Arts. Paris.

d'eau ; l'étendue de la surface de ce pôle a pour but de répartir l'entrée du courant sur une plus large surface, pour diminuer la résistance que la peau offre à son passage, assurer une plus grande étendue d'action, et amoindrir le champ de la douleur.

Cela fait, si la femme se sent courageuse, on lui donne les deux manches à tenir elle-même, ou sinon on les confie à un aide.

Ce procédé de faradisation utérine dit *utéro-sus-pubien*, après une longue expérience me paraît être le meilleur, et bien préférable aux autres dits *sacro-sus-pubien* (1), ou *recto-sus-pubien;* la seule modification qu'on pourrait y apporter, si on n'osait, à tort, introduire la sonde dans l'utérus, c'est de l'enfoncer dans le cul-de-sac postérieur, appliquée contre l'utérus.

PREMIER TEMPS : *Prévenir la malade de ce qui va se passer,* pour éviter toute surprise chez elle, pour amener la tolérance, et pour que l'opération soit mieux conduite.

Toute la douleur doit être concentrée dans le ventre : dès le début, sous la forme de fourmillement; c'est la douleur cutanée qui commence; puis, par l'augmentation de l'intensité, elle doit se localiser sous les tampons, ou mieux entre les deux tampons au niveau de la ligne blanche, sous la forme d'une barre, d'un poids en travers, qui donne le plus souvent l'image nette de la douleur d'expulsion du fœtus; cette douleur est tout entière l'attribut de la contraction utérine.

Le point d'application de la sonde doit être absolument indolore; cela est très important, et la femme devra prévenir immédiatement l'opérateur dans le cas contraire; si la sonde est sensible, ou si la douleur s'irradie dans les jambes, cela prouvera que la sonde est mal placée, soit qu'elle butte trop fort contre une paroi utérine, produisant ainsi une douleur mécanique supplémentaire, soit que sa position favorise la diffusion du courant dans le plexus sacré, et par suite l'excitation des jambes.

---

(1) Le procédé sacro-sus-pubien n'est indiqué que chez la femme en travail, avant l'accouchement.

Il faut dans ces cas chercher immédiatement par tâtonnements, et par un déplacement souvent insensible de la tête de la sonde, la situation du bec la meilleure pour la concentration absolue de la douleur sous les tampons, c'est-à-dire pour la contraction utérine.

En cas d'insuccès, il faut interrompre et replacer la sonde à nouveau.

Deuxième temps : Les instructions étant données à l'accouchée, *on met, de la main libre, l'appareil en mouvement en abaissant le levier ; puis on commence à faire avancer progressivement la bobine sans secousses et sans chocs ;* il faut employer une demi-minute environ à atteindre le maximum que doit supporter la malade, qui est du reste variable. Le premier jour, en raison sans doute de l'inertie utérine, la contraction est plus lente, et la femme peut généralement supporter le maximum de cet appareil (toute la bobine étant engaînée) ; les jours suivants, les deux tiers sont quelquefois suffisants pour obtenir une contraction ; du reste les utérus diffèrent assez les uns des autres à ce point de vue, mais il est toujours utile d'aller aussi loin que peut le supporter l'accouchée.

Le résultat immédiat à obtenir est de provoquer une contraction utérine qui est d'autant plus lente à venir que l'utérus est plus fatigué ; la femme l'accuse le plus souvent par une plainte, *sui generis*, comme dans l'accouchement, et par la réponse affirmative qu'elle fait à la demande que vous lui adressez, si elle a une barre en travers du ventre.

Dans le cas de doute, pour s'assurer que l'utérus est vraiment en état de tétanisation, et que les plaintes de la femme sont bien le résultat, non de la peur, mais d'une contraction utérine manifeste que l'on peut du reste en général constater par le palper, voici le réactif que je conseille : reculer brusquement la bobine de 2 à 5 centimètres ; si la femme accuse que tout est arrêté, qu'elle ne souffre presque plus, que rien ne va plus, comme elles le disent souvent, quoique le courant fonctionne encore, mais avec moins d'intensité, c'est que la contraction, était manifeste ; l'utérus, en effet, à l'état de tétanisation pro-voquée par une certaine intensité électrique, conserve quelques instants cette contraction, et est momentanément insensible à une dose moindre de courant.

La durée totale de chaque séance doit être de trois minutes en-viron, comptées à partir du moment où on a atteint l'intensité maximum; on pourra l'abréger chez les femmes dont l'utérus paraît réagir très rapidement; on devra la prolonger chez celles où l'atonie utérine est difficilement vaincue.

TROISIÈME TEMPS : Pour interrompre la séance il faut : *d'a-bord ramener la bobine en arrière*, puis lever le levier et reti-rer ensuite la sonde et les tampons.

Toute douleur est immédiatement suspendue et la femme ac-cuse séance tenante un grand bien-être, caractérisé par ces mots : « Le ventre est moins lourd; je me sens plus légère. » La douleur passée ne laisse aucun mauvais souvenir et la même séance peut être impunément recommencée trois et quatre fois par jour, s'il y a lieu.

Que fais-je ainsi, Messieurs, et comment justifier physiolo-giquement cette méthode ? Rien n'est plus simple. Nous savons en effet que tout courant induit qui traverse une région quelcon-que du corps fait contracter les muscles sous-jacents entre les points d'application ; or, cette contraction, quoique variable dans la forme et dans l'intensité, s'applique également aux muscles à fibres lisses et striées, et à ce titre les parois vasculaires en-gaînées dans les muscles, et possédant elles-mêmes des fibres lisses, ne sauraient échapper à cette contraction. C'est au Dr A. Tripier que nous devons la preuve clinique manifeste que le courant induit engendré par une bobine à fil gros et court fait contracter la fibre musculaire beaucoup plus puis-samment que celui de la bobine à fil long et fin.

Eh bien, l'utérus, après la parturition, a une surcharge vas-culaire et musculaire dont il doit se débarrasser ; pour que l'état normal se reconstitue, pour que la résorption de ce trop plein s'effectue totalement, la circulation doit reprendre tout ce qu'elle avait apporté en excès, et, dans ce but, un supplément d'activité est nécessaire à la fibre musculaire lisse du tissu utérin et de la paroi vasculaire ; selon qu'elle sera, *oui ou non inerte, l'état pathologique ou normal sera constitué : tout le lendemain d'un accouchement est là.* Or, que fait la faradisation ? Elle combat cette inertie si elle existe, ou la prévient dans les autres cas ; elle augmente, par le jeu des parois vasculaires, le débit artériel et veineux ; elle prévient la congestion ou mieux la stase veineuse ; elle fait en un mot du drainage circulatoire.

Au total, elle sollicite l'involution utérine, l'accélère et la termine sûrement ; elle ne permet pas à l'utérus de s'arrêter, ou de faire une halte dans la marche de son retrait. La faradisation est donc l'adjuvant ou le complément de la nature qui en a si souvent besoin.

Voilà pour la théorie, Messieurs, passons maintenant aux faits qui viennent la confirmer et la fortifier. Je vous apporte *trente-cinq* (1) observations que j'ai recueillies depuis deux ans ; elles comprennent les cas les plus multiples et les plus variés, et peuvent se décomposer ainsi : 23 accouchements à terme et 12 fausses couches.

1° *Parmi les accouchements à terme,* je relève : 6 accouchements normaux (2) ;

17 accouchements anormaux ou laborieux dont :

3 cas d'inertie utérine (3) (1 compliqué du rétrécissement du bassin) qui ont exigé l'application du forceps ;

4 cas d'inertie utérine (4) qui ont nécessité l'application de la faradisation avant l'accouchement, pendant le travail ;

5 cas d'hémorrhagie (5) dont 2 pendant le travail, 2 avant la délivrance et 2 après la délivrance ;

---

(1) Depuis le jour de ma communication à l'Académie le chiffre de mes observations s'est élevé de 32 à 35.

(2) Voir les observations nᵒˢ 5, 6, 23, 24, 26 et 35, contenues dans le traité sous presse : *Les accouchements par l'électricité.*

(3) Voir les observations nᵒˢ 10, 15 et 33.

(4) Voir les observations nᵒˢ 1, 2, 8 et 12.

(5) Voir les observations nᵒˢ 7, 9, 11, 13, 24 et 33.

2 cas de rétention du placenta (I), l'un de cinq heures et l'autre de quinze jours ;

3 cas de périmétrite puerpérale ou de pelvi-péritonite (2) ;

1 cas de présentation de la face (3) ;

2 cas de grossesse prolongée (4) ;

2° *Parmi les fausses couches*, je relève : 9 cas d'hémorrhagie (5), 4 avant la délivrance et 5 après la délivrance ;

7 cas de rétention du placenta (6), depuis un jour jusqu'à quinze jours de durée.

A tous ces *trente-cinq* cas, j'ai strictement appliqué le procédé que je viens de décrire, qui n'a varié que par le nombre des séances.

Ne pouvant vous lire toutes ces observations (7) qui sont annexées à mon mémoire, je vais vous en donner la synthèse, et vous dire quel est l'enseignement clinique qui s'en dégage à mes yeux sous forme de conclusions :

1° *La faradisation de l'utérus est toujours absolument inoffensive.* — Si l'on en croyait en effet le préjugé public, et celui de beaucoup de médecins qui regardent l'électricité comme un médicament convulsivant, excitant et phlogistique, elle devrait provoquer des accidents graves ; or il n'en est rien ; *mes 35 observations me donnent un total de plus de 500 électrisations pratiquées sur l'utérus, soit à l'état de gravidité, soit à l'état de puerpéralité ;* 500, est-ce un chiffre suffisant pour juger une question clinique ? Je me permets de le croire ; or, je n'ai jamais observé l'ombre de réaction inflammatoire locale ou générale.

2° *La faradisation est un calmant et un sédatif constant.* — D'une façon constante, en effet, les femmes se sentent immédia-

---

(1) Voir les observations nᵒˢ 7 et 9, contenues dans le traité sous presse : *Les accouchements par l'électricité.*

(2) Voir les observations nᵒˢ 16, 28 et 32.

(3) Voir l'observation nᵒ 27.

(4) Voir les observations nᵒˢ 7 et 31.

(5) Voir les observations nᵒˢ 4, 17, 20, 21, 22, 25, 29, 30 et 34.

(6) Voir les observations nᵒˢ 3, 18, 19, 21, 22, 30 et 34.

(7) Voir le traité qui va paraître : *Les accouchements par l'électricité.*

tement mieux après la séance ; le ventre leur paraît plus léger, plus libre et plus souple ; elles ont comme une sensation de vide ; elles sont plus reposées et mieux disposées au sommeil ; jamais je n'ai observé la moindre excitation du système nerveux.

3° *La faradisation abrège considérablement la convalescence, en accélérant l'involution ou le retrait de l'utérus, que l'on ne sent plus au-dessus du pubis, par le palper profond, du sixième au huitième jour en général.* — Les conséquences de cette impulsion rapide imprimée aux conditions physiologiques de régression de l'utérus sont multiples. En général, les femmes que j'ai soignées pendant toute la durée de leurs couches ont quitté leur lit progressivement une partie de la journée du quatrième au sixième jour ; elles ont pu sortir librement à pied du cinquième au huitième jour, et cela sans malaise, sans complications d'aucune sorte, sans pesanteur dans le ventre, quoique toujours sans ceinture abdominale.

4° *La faradisation accélère le retour et l'exercice régulier de toutes les fonctions.* — Toutes mes accouchées ont uriné le premier jour et sans difficulté ; toutes ont vu leur appétit réveillé immédiatement et ont pu, sur mon conseil, le satisfaire complètement dès le premier jour ; toutes, sauf 2 (1), ont vu la lactation s'effectuer du deuxième au troisième jour, sans fièvre et sans malaise général, pouvant immédiatement, quand elles l'ont voulu, nourrir leur enfant.

5° *La faradisation préserve la femme de toutes les complications utérines qui sont le fait de l'accouchement.* — Elle assure en un mot son avenir utérin, et deux ans d'observations, pendant lesquels j'ai suivi régulièrement et pas à pas presque toutes mes accouchées, m'ont démontré qu'elles ne sont atteintes d'aucun désordre quelconque du côté des fonctions utérines ; qu'elles jouissent à cette heure d'une bonne santé ; aussi les multipares ont pu, en comparant cette couche à l'électricité

____

(1) Voir les observations nos 9 et 33.

avec les couches antérieures sans électricité, me dire hardi·
ment combien elles se sont senties mieux plus vite, avec quelle
rapidité leurs forces sont revenues, et combien leur état général et local s'est amélioré consécutivement.

6° *La faradisation est le vrai traitement préventif des dévia-
tions utérines suites de couches, comme la rétroflexion ou rétro-
version*. — Elles résultent en effet souvent du retrait trop lent
d'un organe gros, congestionné et mollasse, qui s'effectue dans
un décubitus dorsal, le plus souvent trop prolongé ; or, par la
contraction immédiate et puissante due à l'électricité, on resti-
tue d'emblée à l'utérus sa place et sa direction normale, sans
lui laisser le temps de s'infléchir ou de se dévier.

7° *La faradisation m'a parue diminuer l'écoulement lochial.*—
J'assignerai plusieurs causes à ce résultat clinique : l'accélé-
ration du retrait de l'utérus ; la diminution rapide de sa surface traumatique ; l'efficacité de la contraction faradique pour
combattre la surcharge vasculaire et la stase veineuse.

8° *Etant donné la même dose de faradisation, la contractilité
utérine est très variable et est en raison inverse de son inertie.* —
Plus faible en général après une fausse couche qu'après un
accouchement à terme.

Plus faible après un accouchement laborieux, de longue
durée, après une hémorrhagie abondante, chez une femme débi-
litée, fatiguée, lymphatique.

La conséquence clinique de ce fait est que la durée, le nombre et l'intensité des faradisations doivent être variables et
toujours proportionnés à l'inertie utérine ; il faut toujours en
effet proportionner l'action électrique à la réaction probable de
l'utérus.

9° *L'action de la faradisation sur l'utérus comparée à celle du
seigle ergoté est manifestement plus prompte et plus énergique.* — Sous l'influence du courant, l'utérus se contracte toujours dans une moyenne de trentes secondes à une minute, et
cette contraction augmente avec l'intensité du courant pour ne
disparaître qu'un temps variable après qu'il a cessé.

En résumé, Messieurs, je conclus, que la faradisation utérine bien appliquée après l'accouchement doit prendre rang dans la thérapeutique obstétricale, et y occuper une place importante à côté du forceps et de la version.

C'est une merveilleuse méthode, par son application simple, son dosage facile, son action rapide et énergique, qu'on peut interrompre et renouveler à volonté.

J'ai appliqué ce procédé uniforme dans un but, constamment rempli, *d'utilité immédiate et éloignée : immédiate, pour accélérer l'involution utérine, diminuer la convalescence, et restaurer la femme le plus promptement possible, ce qui devrait avoir un retentissement salutaire dans la classe ouvrière ; dans un but éloigné, pour prévenir toute complication utérine, élevant ainsi la méthode à la hauteur d'un rôle prophylactique vis-à-vis de la métrite ou de l'engorgement ultérieur, et étant de plus convaincu qu'elle pourrait prévenir une des causes les plus fréquentes de stérilité.*

Voilà, Messieurs, ce que j'ai fait, et j'affirme que si cette application n'est pas toujours nécessaire, elle m'a du moins toujours parue utile et inoffensive.

Je dois en finissant rétablir la vérité historique. Le Dr A. Tripier, mon maître en électro-thérapie, auquel on doit de si remarquables travaux sur les autres indications obstétricales, dont j'aurai l'honneur plus tard de vous entretenir, telles que l'inertie et l'hémorrhagie, est le premier qui ait osé faradiser l'utérus après l'accouchement et qui ait posé, seulement d'un mot, l'indication de la méthode pour accélérer la convalescence (1).

J'ai apporté à ce procédé le tribut de deux ans de recherches ; je l'ai justifié et généralisé ; j'ai indiqué sa raison d'être, ses moyens, son but, et l'avenir qui lui est réservé.

---

(1) *Des applications obstétricales de l'électricité*, par le Dr **A. Tripier.** J.-B. Baillière, Paris, 1876.

Electrologie médicale, par le Dr **A. Tripier.** J.-B. Baillière, Paris, 1879.

à.PARENT, A. DAVY, S', imp. de la Faculté de médecine, r, M.-le-Prince, 31

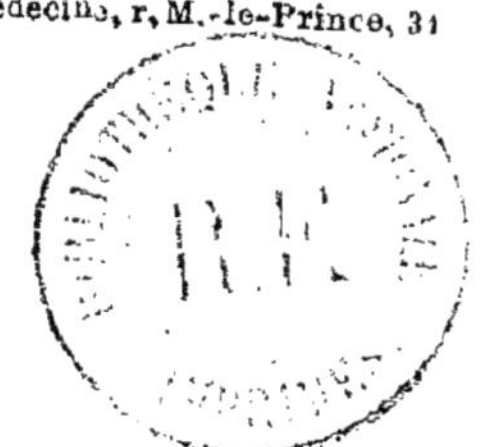

ANNALES

DE

GYNÉCOLOGIE

(MALADIES DES FEMMES. ACCOUCHEMENTS)

PUBLIÉES SOUS LA DIRECTION DE MM.

PAJOT.	COURTY,	T. GALLARD
Professeur d'accouchements à la Faculté de Paris.	Pr de clinique chirurgicale à la Fac. de Montpellier.	Médecin de l'hôpital de la Pitié

Avec la collaboration et le concours de MM.

Fancourt BARNES (de Londres), G. BERGERON, BOISSARIE, Ch. BOUCHARD, BOUCHUT, BOURDON, BROUARDEL, BURDEL (de Vierzon), CHARRIER, CLOSMADEUC (de Vannes), CORDES (de Genève), DELORE (de Lyon), DELPECH, DESNOS, DESORMEAUX, DEVILLERS, DUGUET, DUMAS (de Montpellier), DUMONTPALLIER, DUMESNIL (de Rouen), FAYE (de Christiania), FÉRÉOL, FERRAND, Alfred FOURNIER, GAILLARD-THOMAS, GAUTRELET (de Dijon), GILLETTE, GOMBAULT, GRINFELTT (de Montpellier), N. GUENEAU DE MUSSY, Alphonse GUÉRIN, GUERINEAU (de Poitiers), A. HARDY, HERRGOTT (de Nancy), HEURTAUX (de Nantes), HOTTENIER, Jude HUÉ (de Rouen), JACQUET (de Lyon), LABAT (de Bordeaux), Edouard LABBÉ, Léon LABBÉ, O. LARCHER, Léon LE FORT, LIZÉ (du Mans), A. Lutaud, A. MARTIN, NIVET (de Clermont-Ferrand), ONIMUS, PARISOT (de Nancy), L. PÉNARD, M. PETER, PILAT (de Lille), POLAILLON, G. POUCHET, POZZI, Albert PUECH (de Nimes), QUEIREL (de Marseille), REY (de Grenoble), RICHET, Paul RODET, ROUVIER (de Marseille, DE SAINT-GERMAIN, SIREDEY, SLAVJANSKI (de St-Pétersbourg), STAPFER, TARNIER, TERRILLON, TILLAUX, THÉVENOT, U. TRÉLAT, Robert W. TAYLOR (de New-York).

Rédacteurs en chef:

Dr A. LEBLOND	Dr A. PINARD
Médecin Adjoint de Saint-Lazare	Professeur agr. à la Fac. de médecine

PRIX DE L'ABONNEMENT : 18 FRANCS POUR PARIS. 20 FRANCS POUR LES DÉPARTEMENTS ET POUR L'ÉTRANGER suivant les conventions postales

ON S'ABONNE A PARIS

Chez H. LAUWEREYNS, ÉDITEUR

2, RUE CASIMIR-DELAVIGNE, 2

Dans les Départements et à l'Étranger chez tous les Libraires

Paris. — A. PARENT, imp. de la Fac. de médec., rue M.-le-Prince, 31.
A. DAVY, successeur.